AF340494

COUP D'OEIL

SUR UNE DES FORMES LES PLUS RARES

DU

BEC-DE-LIÈVRE

LES FISSURES HORIZONTALES.

REMARQUES ET OBSERVATIONS.

Parmi les formes diverses que les fissures congénitales des lèvres peuvent affecter, il en est de si rares, que leur existence même est niée par bon nombre de chirurgiens, tandis que d'autres sont si peu fréquentes, que la plupart des auteurs classiques, ne les ayant jamais rencontrées, les ont passées sous silence. Il arrive de là que chaque fois qu'un chirurgien se trouve amené par les hasards de la pratique à remédier à une de ces fissures, il se croit en face d'une lésion non encore décrite. Un des membres correspondants les plus distingués de la Société de chirurgie, M. le docteur Colson, vient de nous en offrir un nouvel exemple, en adressant à la Société, comme un cas unique dans la science, l'observation d'une jeune malade affectée d'un bec-de-lièvre horizontal, qu'il venait d'opérer à l'Hôtel-Dieu de Noyon.

Le fait n'est pas nouveau, même pour la Société ; car, sans compter les quelques exemples disséminés dans les archives de l'art, M. le docteur Deville, en 1845, lui avait présenté une jeune fille porteur d'une semblable malformation de la bouche (1). Toutefois, il est une partie de l'assertion de M. Colson qui est vraie, c'est le silence gardé par les traités de chirurgie, du moins ceux de notre pays, car, en Angleterre et en Allemagne, on trouve cette forme du bec-de-lièvre signalée dans des ouvrages à bon droit classiques.

---

(1) On lit dans le compte rendu de la séance du 12 février 1845 : « M. Deville, aide d'anatomie à la Faculté, présente une jeune fille qui porte une difformité de la face, caractérisée par l'absence des commissures des lèvres, d'où résulte un élargissement considérable de la bouche. M. Deville expose un projet d'opération propre à guérir ce vice de conformation. » (*Gazette des hôpitaux,* 1845, p. 92.)

Notre littérature médicale n'est cependant pas complétement muette sur les fissures horizontales des lèvres ; ainsi M. Laroche, dans sa dissertation sur *les monstruosités de la face,* mentionne tout spécialement les diverses formes que peuvent affecter ces malformations, et il en est de même de M. le professeur Bouisson dans le chapitre

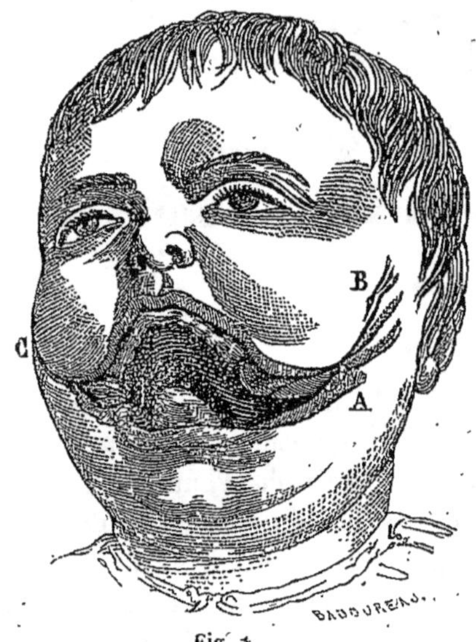

de son *tribut à la chirurgie,* qu'il a consacré à l'étude du bec-de-lièvre. Malheureusement en France les praticiens ne consultent que les ouvrages classiques. Désirant voir leurs auteurs combler bientôt cette lacune de leur cadre nosologique, nous allons grouper les divers exemples connus de fissures horizontales des lèvres, et montrer, par le nombre des cas publiés, que c'est une anomalie avec laquelle ils doivent compter désormais.

Cette lésion, non incompatible avec le maintien de la vie, lorsqu'elle existe seule, ne constitue pas seulement une difformité qui offense la vue ; mais comme elle ne permet pas aux individus qui en sont affectés de retenir leur salive, elle devient une infirmité qui réclame impérieusement les secours de la médecine opératoire.

Ce genre de fissure consiste en un prolongement, plus ou moins considérable, de l'ouverture buccale, ou dans le sens transversal, ou dans une direction oblique en haut, soit vers la tempe, soit vers l'un des angles des yeux.

L'exemple le plus ancien, du moins de ceux que nous connaissons, est consigné dans les *Ephémérides des curieux de la nature* [1]. Il n'est pas étonnant qu'il ait échappé aux recherches des auteurs, puisqu'il est rapporté comme exemple de l'influence que l'imagination de la mère peut exercer sur le produit de la conception. L'auteur, J. Muralt, rapporte qu'on amena dans son hôpital une petite fille, âgée de quelques mois, dont l'ouverture buccale s'étendait d'une oreille à l'autre, de sorte qu'elle présentait l'aspect d'une

---

[1] Centuries III et IV, p. 304, année 1715.

gueule de lion. Nous reproduisons l'un des dessins (fig. 1) qui accompagnent son récit. L'opération fut confiée au chirurgien Freys-
tage, qui eut recours au procédé habituellement mis en usage pour le
bec-de-lièvre : l'avivement suivi de la suture entortillée. Il débuta par
la réunion de la fissure du côté gauche, et celle-ci accomplie, il at-
taqua le côté droit ; mais pendant qu'il aviva ce côté, l'enfant perdit
une si grande quantité de sang, que les aiguilles coupèrent les tissus,
et l'opération échoua. On dut attendre le retour des forces de la petite malade, avant de renouveler la tentative.

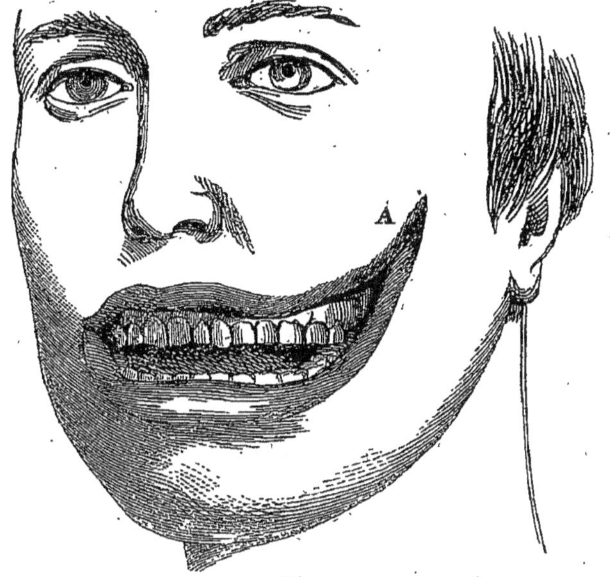

Fig. 2.

Qu'est-il arrivé plus tard ? l'auteur n'en dit rien. S'il se montre
trop bref dans son récit de l'œuvre chirurgicale, par contre, il s'é-
tend avec complaisance sur la cause du vice de conformation, et
cherche à nous démontrer comment l'imagination de la mère a pu
agir pour amener cette difformité de la bouche. Ce serait perdre
notre temps que de le suivre dans cette partie de sa dissertation.

Le second cas dans lequel l'art est intervenu, et cette fois avec
un succès complet, est dû au professeur C.-J. Langenbeck (de
Guettingue). Voici la traduction de sa note :

« Christian Wehnsted vint au monde avec une bouche énorme ;
à l'âge de dix-sept ans, elle mesurait 6 pouces 1/2, figure 2 (¹).

______

(¹) La copie que nous donnons laisse à désirer ; en effet, dans le dessin origi-
nal, que, grâce à l'obligeance de M. le docteur Herschell, nous avons sous les yeux,
la fissure de la joue A remonte jusqu'au niveau de la commissure de l'œil gauche.

L'accouchement eut lieu par le bassin, et comme l'enfant était affecté d'un pied bot varus, la mère croyait que l'extrémité de ce pied était placée dans la bouche; cependant elle ne pouvait affirmer le fait, et il me semble invraisemblable. Sa langue était si volumineuse, qu'elle restait toujours entre les dents, la mère assurait qu'il en était ainsi depuis la naissance de son fils. A quelle cause peut-on rapporter ce vice de conformation ? Pour moi, je pense que le volume de la langue s'était opposé à la formation normale des parties pendant le développement de l'embryon, c'est-à-dire vers la septième semaine, époque à laquelle la bouche, sous forme d'une vaste ouverture, occupe toute la face et s'étend d'une oreille à l'autre. Par l'avivement des bords calleux et l'application de sutures entortillées je rendis à cette bouche ses dimensions normales. » (*Neue bibliotek für die chirurgie u ophthalmologie*, p. 502 ; Hanover, 1822.

Nous passons aux faits de M. Fergusson.

« Dans le cours de ma vie pratique, dit ce chirurgien, j'ai rencontré des cas de fissure congénitale des lèvres qui m'ont paru ne pas se prêter à la manière ordinaire d'expliquer ces difformités ; ces cas étaient, en outre, très-remarquables et fort intéressants sous d'autres rapports.

« Le cas suivant se présenta à mon observation à King's college hospital, en 1853. C'était un enfant de quelques mois qui présentait à la lèvre supérieure, à gauche, la fissure ordinairement appelée bec-de-lièvre, tandis qu'à droite, une autre fissure s'élevait de l'angle de la bouche en haut et en dehors jusqu'à l'os malaire, sans communication toutefois avec la narine (fig. 3). On voyait au fond de la fissure la gencive et la partie antérieure de l'antre d'Highmore, tapissées de muqueuse, et on remarquait une dépression à la paroi antérieure de l'antre. En outre de cette difformité, la paupière inférieure de l'œil gauche avait subi un arrêt de développement et avait contracté des adhérences avec la conjonctive. La figure ci-contre retrace

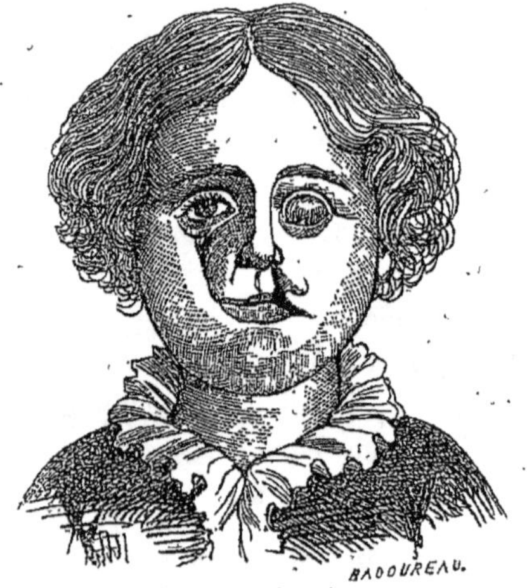

Fig. 3.

cette forme de fissure que j'opérai par la méthode ordinaire : avivement et sutures entortillées.

« Ce cas, autant que mes recherches me permettent de juger, est *unique* dans la science. M. Thomas Wakley (*Lancette,* 14 août 1857) a traité un cas à peu près analogue à Royal free hospital [1].

« Dans ma pratique privée, j'ai rencontré, dans ces dernières années, deux cas qui, aussi bien que les précédents, se refusent à l'explication que l'on donne généralement sur les causes du bec-de-lièvre. La gravure suivante donnera une idée de l'état des parties intéressées dans les deux cas en question [2]. L'angle de la bouche s'étendait horizontalement jusqu'au bord antérieur du masseter. Vue de profil, la bouche s'étendait si loin en arrière, que l'on avait dit avec beaucoup de justesse de l'un de ces enfants qu'il avait une bouche de porc. Je ne sais si telle était la bouche de la femme à la figure de cochon, qu'on montrait il y a une soixantaine d'années ; mais il est certain que la bouche de ces enfants rappelait parfaitement celle du porc. Une circonstance assez remarquable, c'est que le tragus était chez chacun d'eux tiré en bas vers le côté de la face et se trouvait à 1 centimètre au-dessous et en avant de sa situation normale. Chez un de ces sujets, le tragus semblait absent ou refoulé dans une espèce de cicatrice, et chez l'autre, il faisait saillie à la joue, comme s'il avait été tiraillé ou enlevé de sa situation ordinaire, et fixé dans sa position anormale où il aurait formé des adhérences.

« Je traitai ces cas comme des becs-de-lièvre ordinaires ; ce sont les seuls exemples de ce genre que j'aie jamais observés, et je ne me rappelle pas en avoir trouvé de semblables dans les ouvrages. » (*A system of practical surgery,* 4e édition, p. 575.)

Viennent ensuite les observations publiées par MM. Rynd, de Dublin, et Colson, que l'on trouvera plus loin. Nous avons négligé à dessein les faits de Otto, Klein et Vrolick, qui ont trait à des fœtus, et ceux de Sue et de Deville, dans lesquels l'art n'est pas intervenu.

---

[1] Cette indication est fausse ; nous avons en vain cherché cette observation dans le volume de la *Lancette* anglaise, année 1857.

[2] Ne voulant pas multiplier inutilement les dessins, nous ne reproduisons pas cette seconde figure donnée par M. Fergusson. Celles que nous publions permettront aux lecteurs de se faire une idée exacte de la lésion dans cette forme de la fissure qui se rapproche beaucoup de la petite malade de Murall (fig. 1).

Forme et aspect: — Cette sorte de fissure buccale, que l'on désigne aussi sous le nom de *macrostoma*, apparaît, on l'a vu, comme une fente béante qui, partant de l'une ou des deux commissures des lèvres, se dirige à travers la joue dans une étendue et suivant des directions variables. Dans les cas les plus fréquents, la lésion affecte un seul des côtés de la bouche et consiste dans le prolongement de l'ouverture suivant une ligne horizontale qui se dirige vers le lobule de l'oreille (fig. 6). D'autres fois, la fissure remonte plus ou moins obliquement en haut et en dehors, vers la tempe (fig. 2), ou même vers l'angle interne de l'œil (fig. 3). Dans les cas où l'arrêt de développement porte sur les deux côtés de la bouche, on observe une fente qui s'étend d'une oreille à l'autre et divise la face en deux moitiés ; l'une supérieure, l'autre inférieure (fig. 1), ce qui a fait comparer la face des enfants à des gueules d'animaux.

Causes. — Les auteurs ont été longtemps en désaccord quant à l'étiologie de ce vice de conformation. Aujourd'hui, il est une explication acceptée de tous : la théorie de l'arrêt du développement. Les belles recherches de M. Coste ont mis hors de doute la corrélation qui existe entre les variétés de bec-de-lièvre et les diverses phases du développement embryonnaire. Si M. Fergusson ignore les travaux de notre savant compatriote, il aurait pu trouver dans Harvey ([1]) la preuve qu'il cherchait. L'illustre physiologiste n'a-t-il pas dit : « Os ad utramque hians cernitur : buccæ enim et labia ultimo proficiuntur, ut pote partes cutaneæ. In omnibus inquam fœtibus (etiam humano) paulo ante partum, oris rictus, sine labiis et buccis, ad utramque aurem, protensus cernitur. Eamdem ob causam, nisi fallor, multi nascuntur cum labro superiore fisso, quia in fœtus humani formatione superiora labra tardissime coalescunt. » Cette affirmation si expresse de Harvey, quoiqu'elle s'adresse spécialement au bec-de-lièvre latéral, eût dû éclairer M. Fergusson ; mais les beaux travaux embryogéniques de M. Coste ont mis le fait hors de toute espèce de doute, et le chirurgien trouve aujourd'hui, dans les états transitoires par lesquels passe le fœtus humain, l'explication des vices de conformation qu'il observe chez le nouveau-né.

Les deux figures ci-contre, empruntées à l'atlas de M. Coste et représentant le développement de la face chez des embryons de trente jours environ (fig. 4) et de quarante jours (fig. 5), serviront à expliquer la production des diverses fissures congénitales des lèvres et de la joue.

([1]) *De generatione animalium, exercit.* 69.

La bouche èt ses dépendances se forment au centre du premier arc viscéral. Le pourtour de cette ouverture (fig. 4) présente une série d'appendices dont les inférieurs E, E, forment par leur réunion, vers le vingtième jour, la lèvre inférieure. Au-dessus d'eux, et en dehors, sont deux autres appendices D, D, éloignés l'un de l'autre, et qui resteront plus longtemps séparés : ce sont les mandibules supérieures destinées à former par leur union sur la ligne médiane la mâchoire supérieure. Au-dessus, se trouve le bourgeon frontal A s'arrondissant en bourgeons incisifs et en un second B, dont l'accroissement donnera naissance à l'aile du nez. Ces bourgeons et les mandibules supérieures sont tellement écartés de chaque côté de la ligne médiane, que l'œil est, à cette époque, refoulé tout à fait en arrière C, C, et à peine visible lorsqu'on regarde la tête de l'embryon de face.

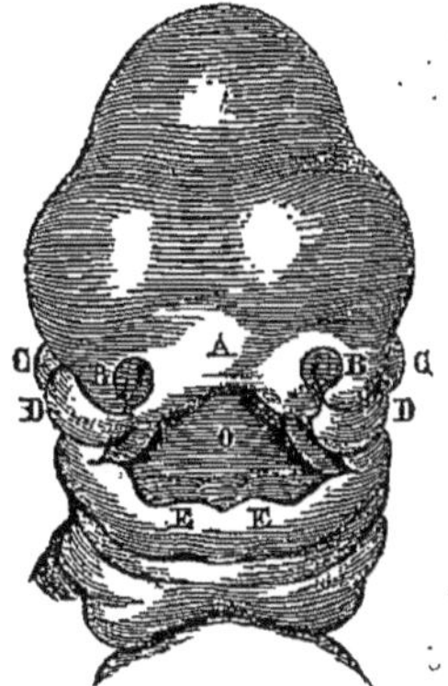
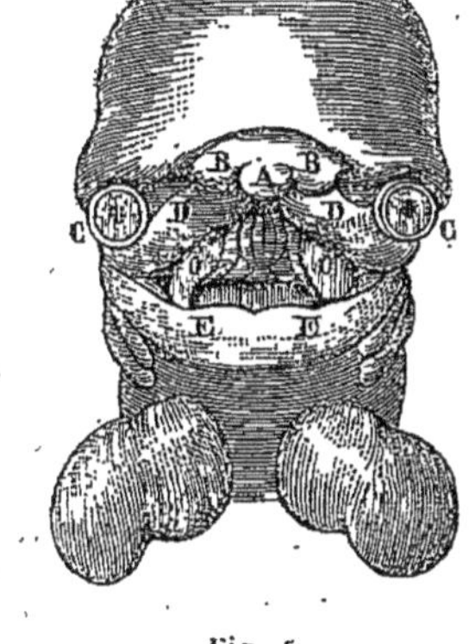

Fig. 4.   Fig. 5.

De même que les mandibules inférieures se sont réunies pour limiter en bas l'ouverture de la bouche, de même les mandibules supérieures marchent à la rencontre l'une de l'autre pour former la bouche et les fosses nasales (fig. 5); alors les bourgeons de l'aile du nez BB se développent ; celle-ci n'est plus libre que par son bord externe et repose par ce bord sur la mandibule supérieure. C'est plus tard que le bourrelet labial vient se surajouter aux diverses formations dont la fusion a formé l'orifice supérieur de la bouche. Dans le même temps, se passent profondément des phénomènes analogues et dont le but est le même que celui des phénomènes extérieurs, à savoir : la séparation de la bouche avec les fosses nasales et la division de celles-ci en deux moitiés latérales. Sur les bourgeons incisifs, dont les ailes du nez sont des sortes d'appendices, se creusent en dedans

et en haut des dépressions qui finissent par donner naissance infé-
rieurement à une demi-voûte palatine de chaque côté. Chacune de
ces demi-voûtes O, O, s'avance vers la ligne médiane, poussée,
pour ainsi dire, par les mandibules supérieures; leur union déter-
mine la séparation du nez et de la bouche. Quant à la cloison des
fosses nasales, elle vient toujours de la voûte et descend jusqu'à
la rencontre du plancher, avec lequel elle se soude.

L'arrêt de développement d'une ou de plusieurs de ces formations
suffit pour donner naissance aux difformités par division, de nature
si diverse, qui portent sur les aboutissants de l'orifice buccal; tels
sont les becs-de-lièvre simple et double, les fissures géniennes, la
division du voile du palais, de la voûte palatine, etc. Ces anomalies sont d'autant plus rares que les formations sont plus pré-
coces; aussi on n'a encore enregistré que trois cas de bec-de-lièvre
médian, quatre cas de division congénitale de la lèvre inférieure,
treize cas de fissure horizontale des lèvres. Quant aux cas de bec-de-
lièvre latéral, simple ou double, il serait difficile de les compter,
car ils existent par milliers. Ces chiffres s'expliquent par l'époque
du développement des diverses parties de la bouche que nous venons
d'esquisser.

Si les becs-de-lièvre médian et inférieur, quoique beaucoup plus
rares que les fissures horizontales, se trouvent signalés dans presque
tous les traités de chirurgie, cela tient aux discussions auxquelles
ces anomalies ont donné lieu. Les fissures géniennes ne peuvent
provoquer de débats; cependant, il est des auteurs qui ont voulu
nous fournir le pourquoi de l'anomalie. M. Langenbeck, témoin
de l'hypertrophie de la langue chez son malade, rapporte à l'excès
de volume de cet organe la non-réunion de l'une des commissures
des lèvres. Vrolick et Nicati ont fait jouer à cette cause mécanique
le même rôle dans la production des autres variétés du bec-de-lièvre.
Si l'on jette les yeux sur la figure 5, on verra que la langue, à l'é-
poque du développement de l'ouverture buccale, n'est encore qu'un
très-petit tubercule, dont, par conséquent, le volume ne saurait s'op-
poser à l'évolution naturelle des parties constituantes de cette région
de la face. De plus, on a noté un bon nombre de cas dans lesquels
un développement considérable de la langue existait, sans aucune
division anormale des lèvres, et lorsque par hasard les deux lésions
coïncidaient, elles n'étaient pas en proportion l'une avec l'autre.
Ainsi, chez le malade de Langenbeck, ainsi que le fait observer
M. Burns, la fissure labiale était bien plus considérable que ne
l'eût exigé le volume de la langue.

Complications. — Les auteurs, lorsqu'ils traitent des divers vices de conformation de la face, ne devraient pas négliger de signaler les autres anomalies présentées par les sujets, car l'observation ultérieure peut démontrer qu'il existe plus qu'une coïncidence entre quelques-unes de ces diverses difformités. Ainsi, dans les quatre cas de fissure horizontale observés par MM. Fergusson, Colson et Rynd, la malformation s'est étendue jusqu'à l'oreille; cette particularité, on l'a vu, a frappé M. Fergusson. Une semblable anomalie existait chez la malade de M. Colson; seulement, ignorant l'importance du fait, notre collègue ne l'a pas noté dans son observation. Chez cette jeune fille, nous avons constaté une petite tumeur cutanée sur le tragus refoulé, et la mère nous a raconté qu'il en existait une seconde sur la joue, un peu en arrière de la fissure labiale, et qu'on l'avait enlevée quelques mois après la naissance de l'enfant. Sur le dessin qui accompagne l'observation de M. Rynd, on verra que la lésion consistait dans une division du lobule de l'oreille (fig. 6); mais l'auteur ne fait également aucune mention de cette complication dans le récit qu'il nous donne de ce fait.

Dans le cas où la fissure se dirige vers la tempe, nous ne voyons signaler rien de particulier. On peut observer cependant sur la petite malade de Muralt que l'influence de la cause de la malformation semble ne pas disparaître là ou s'arrête la fissure; celle-ci, bornée par la présence du masseter, A, fig. 1, on voit l'arrêt de développement poursuivre son action sur le tégument externe des joues et tracer un long sillon intéressant toute l'épaisseur de la peau A, B.

Lorsque la fissure remonte à travers la joue, M. Fergusson a été témoin d'une sorte d'arrêt de développement de la paupière inférieure du côté opposé (fig. 3). Vrolick nous a laissé le dessin d'un fœtus de trois mois affecté d'une division de la joue d'un côté, et de l'absence des paupières de l'autre. De plus, la langue faisait saillie à travers la fissure, ce qui a suggéré à cet auteur l'idée, ainsi que nous l'avons dit, de rapporter ces anomalies à l'excès de volume de la langue. Klein a trouvé, sur un fœtus anencéphale, cette fissure existant sur les deux joues. Sur le côté gauche, le sillon s'étendait depuis la commissure jusqu'à l'angle externe de l'œil, tandis que le sillon du côté opposé s'inclinait davantage vers la ligne médiane et se terminait à l'angle interne de l'œil droit. Il y avait en même temps division de la voûte et du voile du palais.

Les fissures congénitales des joues sont rarement simples, mais les anomalies qui les accompagnent n'ajoutent pas à la gravité du vice de conformation et ne s'opposent en rien à une intervention efficace de la chirurgie.

Symptômes. — Les suites de cette malformation sont faciles à concevoir. Lorsque la fissure est tant soit peu étendue, les individus ne peuvent contenir leur salive, et lorsqu'ils mangent, une partie des aliments s'échappe hors de leur bouche. Les observations publiées ne font pas mention de l'influence que ce vice de conformation exerce sur l'allaitement des nouveau-nés. Cette notion n'est pas sans importance; on va en voir la valeur lorsque nous aborderons la discussion de l'époque à laquelle l'art doit intervenir, afin de le faire avec le plus de chance de succès. Toutefois, la succion s'opérant surtout à l'aide de la langue et de la voûte palatine, pour peu que le mamelon de la nourrice soit un peu long, l'allaitement doit se faire sans trop de difficulté, et les mauvais effets de cette difformité commencent à se faire sentir seulement lorsque arrive le moment du sevrage, pour se prononcer d'autant plus que l'alimentation réclame une mastication plus complète. C'est ce que nous avons constaté chez la petite malade de M. Colson.

Age le plus favorable à l'opération. — Dans la moitié des observations publiées de fissures congénitales de la joue, la chirurgie réparatrice n'est intervenue qu'à un âge assez avancé, huit, onze et dix-sept ans. Cette intervention tardive a tenu probablement à ce que les praticiens auxquels les familles s'adressaient ne savaient à quel procédé opératoire avoir recours ; du moins c'est ce qui est arrivé pour la malade de M. Colson. La mère nous a raconté que les médecins auxquels elle avait présenté son enfant s'étaient refusés à l'opérer. Dans le cas de Muralt, dans ceux de M. Fergusson, quoique les sujets fussent beaucoup moins âgés, ils ont opéré, ou fait opérer de suite les petits malades. Il n'y a pas, en effet, de motif pour qu'on n'applique pas à cette variété de vice de conformation des lèvres les déductions thérapeutiques adoptées pour les autres fissures labiales. Dans l'espèce, cependant, on peut tarder un peu plus longtemps en raison de la moindre difficulté apportée par la malformation de la bouche à l'acte de l'allaitement, surtout lorsque l'avivement devra porter sur une grande étendue de tissus.

Si l'expérience a démontré que la réunion des parties divisées favorisait leur développement ultérieur en assurant leur participation à la nutrition générale, elle a également fait voir que les jeunes enfants supportaient mal les opérations sanglantes. Pour peu que la perte de sang soit considérable, non-seulement la réunion des parties ne se produit pas, mais encore les petits malades succombent. Dans les cas de fissures congénitales des joues, on agira donc plus sagement en n'opérant pas les enfants avant leur troisième ou leur quatrième année.

Procédé opératoire. — La nature de la lésion, et surtout la région où elle siége, implique le mode de traitement qui lui convient. Si la première indication est d'aviver les bords de la fissure, afin d'amener la continuité du tissu des parties divisées de la joue, une indication non moins urgente est d'en assurer le résultat au moyen de la suture entortillée, aujourd'hui surtout que l'observation clinique a donné raison aux adversaires de Louis et qu'on est revenu à la pratique de Guy de Chauliac et de Paré, c'est-à-dire à l'emploi de cette suture pour les becs-de-lièvre simples. Ce moyen est mieux indiqué encore dans les cas de fissures congénitales des joues, car la mobilité des parties est plus considérable dans ces cas que dans ceux du bec-de-lièvre latéral. En outre, ainsi que l'a fait observer M. le professeur Bouisson, la suture n'est pas seulement un moyen adhésif, elle est encore un moyen hémostatique, et cette dernière action, nous venons de le montrer, est des plus précieuses dans la chirurgie des enfants. Les hémorrhagies intra-buccales ne compromettent pas seulement la réunion de la plaie, mais encore la vie des petits malades. Le praticien doit donc n'omettre la mise en œuvre d'aucun des agents capables d'éloigner toute cause d'hémorrhagie. La plus fréquente sont les mouvements de succion de l'enfant; aussi rappellerons-nous les bons effets de l'abaisse-langue du docteur Goyrand, que l'on doit appliquer toutes les fois que l'âge des malades ne les met pas à l'abri de l'influence fâcheuse de cette cause.

La plupart des précautions opératoires lui sont communes avec les autres variétés de fissures labiales ; ainsi, lorsque des adhérences intra-buccales s'opposent à l'affrontement de la plaie, il faut rendre la mobilité aux parties à l'aide du débridement de la muqueuse que l'on détache du rebord alvéolaire de la mâchoire inférieure. Cette circonstance est rare et n'a été observée que dans les cas où la fissure est étendue et tout à fait horizontale, comme chez le malade du docteur Rynd (fig. 6). Dans cette forme particulière du vice de conformation, il est encore une disposition anatomique dont il faut tenir compte, au point de vue de l'acte chirurgical. Les deux bords de la solution de continuité, au lieu de réunir sous un angle aigu, forment une commissure épaisse et arrondie; ce qui force à enlever une plus grande épaisseur du tégument afin de donner à la nouvelle com-

missure une conformation tout-à-fait normale. Faute de cette pré-
caution, les malades continuent à perdre leur salive, surtout pendant leur sommeil.

Lorsque la solution de continuité remonte vers le milieu de
la joue, elle implique le soin de ne pas sacrifier trop de tissu dans
celui des bords de la scissure qui est en rapport avec le canal de Sté-
non, afin de ne pas créer une fistule salivaire. A part ces réserves,
l'opération rentre dans les règles tracées par l'expérience, quant à
cet acte de synthèse chirurgicale.

Enfin, lorsque la malformation porte sur les deux côtés de la
bouche, l'acte opératoire doit être exécuté en deux temps, comme
dans la variété de bec-de-lièvre double.

Appuyons ces considérations des exemples connus et rapportés
avec assez de détails pour guider utilement la pratique. A supposer
que nous ayons laissé échapper quelque fait, ceux que nous publions
suffiront pour légitimer les déductions que nous avons tirées de
l'étude de la lésion.

Obs. I. *Malformation congénitale comprenant les lèvres et un des
côtés de la face, réparée par l'opération.* — Matthew Lévy, âgé de
huit ans, garçon pâle, amaigri, scrofuleux, est admis à Meath hospital
le 12 janvier 1861. Cet enfant présente l'aspect le plus repoussant.
L'angle des lèvres du côté droit est vis-à-vis la première dent molaire, et à partir de ce point la bouche s'étend sans interruption
jusqu'à la dernière molaire du côté gauche; les dents des deux mâ-
choires, avec les gencives de la mâ-
choire inférieure, se trouvant à découvert dans toute cette étendue. Il
peut rapprocher les lèvres et les
mettre en contact jusqu'à la ligne
médiane, du côté droit seulement ;
mais cela lui est impossible du côté
gauche, et quand il ferme la bouche, l'écartement des lèvres de ce
dernier côté reste béant. Les fonctions
digestives sont tellement altérées, qu'il
semble à demi mort de faim, et il l'est
en effet. Sa mère dit qu'elle ne sait
comment elle l'a élevé, tant c'était
chose difficile pour lui de retenir les
aliments dans sa bouche, quand elle

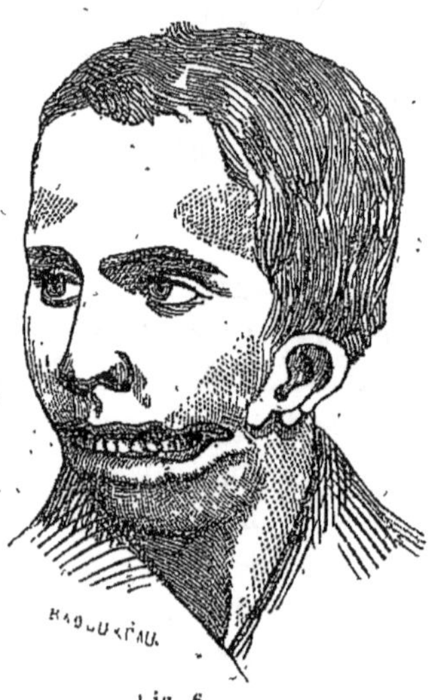

Fig. 6.

lui donnait à manger ; un écoulement de salive abondant tenait sans cesse ses vêtements humides.

En examinant les portions de la joue comprises dans la difformité, au point de vue de l'opération à pratiquer, je trouvai qu'elles ne pouvaient être rapprochées suffisamment pour fermer la fente, sans dégager l'inférieure en partie de ses attaches à l'os maxillaire. Je cherchai le conduit parotidien et je le trouvai sur la portion supérieure, environ à un quart de pouce au-dessus du bord de la fente. L'artère faciale, très-peu volumineuse, était dans la portion inférieure. Ayant reconnu ces points, je pratiquai l'opération suivante le 26 janvier.

L'enfant étant tenu solidement sur les genoux d'un aide, je fis une incision à partir du point correspondant à la canine du côté gauche du maxillaire inférieur, se prolongeant jusqu'un peu au delà de l'angle de la fente, parallèle à la gencive dans tout son parcours, et entamant de part en part la membrane muqueuse, à l'endroit où elle se réfléchit sur la gencive. Cette incision donna à la lèvre inférieure de la fente une liberté suffisante pour permettre de l'attirer en haut de manière à recouvrir les dents et à venir rencontrer la lèvre supérieure. Avec des ciseaux, j'excisai les bords libres de chaque lèvre de la fente, à partir de la canine en haut et en bas. J'affrontai alors les surfaces vives et les réunis au moyen de quatre aiguilles, dont une spécialement fut passée à chaque angle de la plaie, en faisant usage de la suture entortillée. Il n'y eut à s'occuper que d'un seul vaisseau de quelque volume, lequel se trouvait à l'angle nouvellement formé de la bouche ; je le traversai avec l'aiguille, et tout fut dit.

L'enfant alla bien jusqu'au quatrième jour, que je retirai les aiguilles : je trouvai les parties réunies, mais non solidement, assez cependant pour que, à l'aide de bandelettes agglutinatives et d'un bandage, la réunion fût confirmée en six jours de plus. Il était enchanté de sa nouvelle bouche, et plus encore de l'usage qu'il en pouvait faire. Sa mère et lui quittèrent l'hôpital dans un état moral beaucoup plus heureux qu'à leur entrée. Une photographie prise trois mois après l'opération témoigne du succès de celle-ci, en montrant l'état présent de ce jeune garçon. (*Francis Rynd. — Dublin Quarterly journ.*, avril 1861.)

Obs. II. *Division congénitale de la joue droite, se prolongeant depuis la bouche jusqu'au niveau des secondes grosses molaires, et formant une sorte de bec-de-lièvre horizontal.* — Le 8 avril 1860, est entrée à l'Hôtel-Dieu de Noyon (Aisne) la nommée A. C***, âgée de onze ans et demi. Elle porte un vice de conformation congénital très-rare, si j'en juge par l'absence d'observations et par l'absence de toute place dans les traités de chirurgie à moi connus. La moitié gauche de la bouche est très-bien conformée, mais il n'en est pas de même de la moitié droite, qui se prolonge en forme de fente en travers de la joue jusqu'au niveau des secondes grosses molaires, et il est remarquable que les deux surfaces de ces lèvres anormales offrent un aspect tout différent de celui des lèvres ordinaires. En effet, au lieu d'être lisses, bombées, et arrondies comme à droite, elles sont plates, leur bord est froncé, irrégulier, et elles présentent des inégalités visibles, surtout dans leur partie postérieure, inégalités dues sans doute à la contraction des faisceaux musculaires, qui, à l'état normal, se continuent de haut en bas dans l'épaisseur de la joue, et qui, ici, divisés en travers par la fente congénitale, viennent s'insérer plus ou moins obliquement sur la muqueuse qui tapisse les bords de cette fente (1).

Les dents incisives du côté de la lésion, les canines, les petites molaires, les première et seconde grosses dents molaires sont à découvert. Quand l'enfant boit, une partie du liquide s'écoule au dehors par la fente de la joue, et quand la mastication des aliments solides a lieu, une partie des aliments s'échappe aussi au dehors. La salive s'écoule, d'ailleurs, continuellement de la bouche, qui ne peut jamais être fermée du côté de la difformité, de telle sorte que cette petite fille bave continuellement ; enfin, elle parle très-mal, et sa prononciation est toujours très-défectueuse. De plus, elle fait constamment une grimace particulière, une espèce de moue, sensible seulement sur la moitié saine de la bouche, et due, sans doute, aux efforts continuels qu'elle fait pour amoindrir sa difformité, en contractant l'orbiculaire et les autres muscles des lèvres ; mais, plus elle se contraint pour cela, plus la difformité est apparente, et quelque effort qu'elle fasse, elle ne peut rien dissimuler de la laideur de sa figure. L'ouverture de la moitié droite de la bouche et de la joue, ouverture toujours béante, baignée de salive, laissant voir dans son fond les dents et les gencives, donne au visage de l'enfant un aspect étrange et véritablement hideux ; aussi elle fuit les regards du monde et elle cherche toujours à se cacher lorsqu'on fixe les yeux sur elle. Elle est

---

(1) La forme de la fissure de la malade de M. Colson est tellement semblable à celle du petit malade de M. Rynd, qu'il nous a paru inutile d'en donner le dessin. Elle était un peu moins étendue et affectait la joue droite.

(Note du Rédacteur.)

très-maigre, et quoique les digestions ne soient pas pénibles, il me paraît évident que la nutrition se fait mal, sans doute à cause de la déperdition continuelle de la salive, et aussi peut-être à cause du chagrin que l'enfant éprouve de sa difformité.

L'intérêt de cette observation étant seulement dans la nature de la lésion congénitale, je ne m'étendrai pas beaucoup sur le traitement, qui n'a différé en rien de celui du bec-de-lièvre ordinaire. La maladie me parut consister uniquement dans une variété de la fissure, qui était horizontale au lieu d'être verticale, et qui affectait la joue au lieu d'intéresser la lèvre. Je pratiquai donc avec des ciseaux de trousse l'avivement de toute la fente, en enlevant aussi exactement que possible la membrane muqueuse avec une petite portion des tissus sous-jacents et de la peau ; puis je fis la suture entortillée pour laquelle j'employai trois épingles à pointes triangulaires et à arêtes vives. Au bout de soixante-douze heures, j'enlevai les épingles ; le fil des sutures se détacha de lui-même les jours suivants, et le 1er mai 1860, A. C*** sortit de l'Hôtel-Dieu, guérie de sa difformité, dont il ne lui restait pas d'autres traces qu'une différence d'épaisseur entre la moitié gauche et la moitié droite ; mais elle fait encore la moue : c'est un reste d'habitude de toute sa vie antérieure, et il sera difficile d'en triompher. Pourtant, avec de la surveillance de la part des parents et de la bonne volonté du côté de la petite fille, je ne doute pas qu'on n'en vienne à bout. Deux mois après l'opération, le 23 juin 1860, j'ai trouvé une amélioration notable sous ce rapport, et je suis convaincu que bientôt il ne restera plus aucune trace de cette mauvaise habitude, pas plus enfin qu'il n'en existe de la difformité. L'enfant reprend aussi de l'embonpoint, et il est évident que chez elle la nutrition se fait maintenant mieux qu'avant l'opération. (Colson, *Bulletin de la Société de chirurgie*, 2e série, t. I, p. 463.)

Nous venons de revoir la petite malade de M. Colson ; deux années se sont écoulées depuis qu'elle a été opérée, et les prévisions de notre distingué confrère se sont réalisées de tout point.

Paris. — Typographie Hennuyer, rue du Boulevard. 7.